AF474963

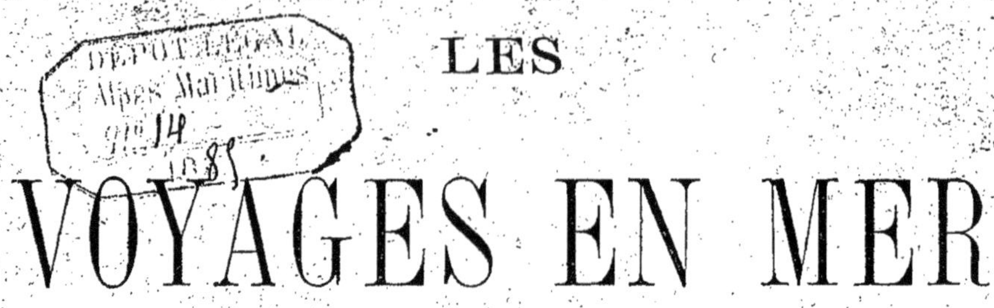

LES VOYAGES EN MER

ET LES POITRINAIRES

PAR LE

DR L. THAON

LAURÉAT DE L'ACADÉMIE DE MÉDECINE (PRIX GODARD)
MEMBRE DE LA SOCIÉTÉ ANATOMIQUE ET DE LA SOCIÉTÉ D'ANTHROPOLOGIE
MEMBRE CORRESPONDANT DE LA SOCIÉTÉ DE BIOLOGIE
ET DE LA SOCIÉTÉ CLINIQUE
ANCIEN PRÉSIDENT DE LA SOCIÉTÉ DE CLIMATOLOGIE
DES ALPES-MARITIMES

(Lu à la Société des Sciences, Lettres et Arts de Nice, le 16 Oct. 1884)

PARIS
LIBRAIRIE MÉDICALE O. BERTHIER
104, Boulevard Saint-Germain, 104

1884

LES VOYAGES EN MER
ET
LES POITRINAIRES

LES

VOYAGES EN MER

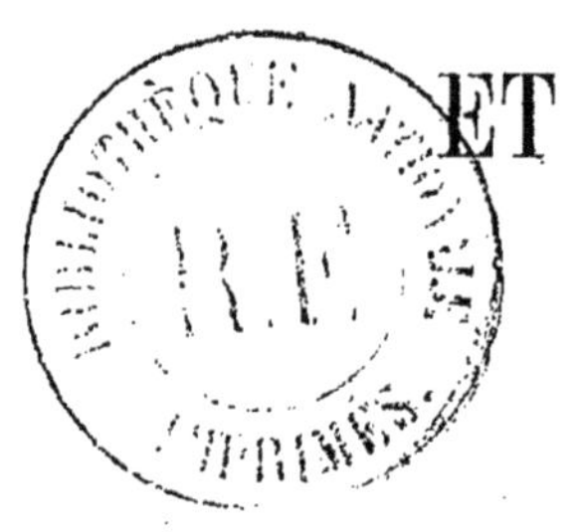

ET LES POITRINAIRES

PAR LE

DR L. THAON

LAURÉAT DE L'ACADÉMIE DE MÉDECINE (PRIX GODARD)
MEMBRE DE LA SOCIÉTÉ ANATOMIQUE ET DE LA SOCIÉTÉ D'ANTHROPOLOGIE
MEMBRE CORRESPONDANT DE LA SOCIÉTÉ DE BIOLOGIE
ET DE LA SOCIÉTÉ CLINIQUE
ANCIEN PRÉSIDENT DE LA SOCIÉTÉ DE CLIMATOLOGIE
DES ALPES-MARITIMES

(Lu à la Société des Sciences, Lettres et Arts de Nice, le 16 Oct. 1884)

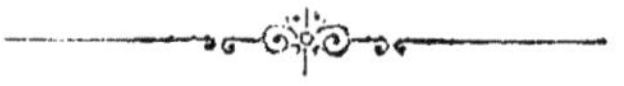

PARIS
LIBRAIRIE MÉDICALE O. BERTIER
104, boulevard Saint-Germain, 104

1884

LES VOYAGES EN MER

ET

LES POITRINAIRES

Le *Sobraon* (1), bateau à voiles de plus de deux mille tonnes, vient de quitter les côtes de l'Angleterre (2), emportant sa cargaison..... de *poitrinaires*. Il se dirige vers l'Australie, par le cap de Bonne-Espérance; il sera à Melbourne dans trois mois; et il reprendra la mer, après six semaines de mouillage, pour ramener ses malades à Londres, du 1er au 15 juin.

Les magnifiques steamers de la Compagnie, la Nouvelle-Zélande, qui accomplissent la traversée de Londres en Nouvelle-Zélande, par l'Atlantique, en quarante jours, embarquent toujours en automne un certain nombre de phthisiques, à destination de la Tasmanie ou de la Nouvelle-Zélande.

Toutes les lignes régulières qui font le service de l'Australie, par le canal de Suez, sont également fréquentées à pareille époque par les malades de la poitrine.

Voilà donc les voyages en mer rentrés en faveur auprès des poitrinaires : nous sommes revenus aux pratiques anciennes, seulement le champ s'est agrandi. Il ne s'agit plus de recommander aux poitrinaires un voyage dans le lac méditerranéen, ainsi que Celse le prescrivait volontiers aux patriciens romains; on leur permet de nos jours d'affronter l'Atlantique et les mers australes; on leur laisse traverser deux fois les tropiques, l'équateur; on les dépayse au point qu'ils trouvent les saisons et les heures du jour complètement renversées.

C'est une nouvelle hardiesse. — Il y a quelques années, on a osé dire qu'il fallait envoyer les poitrinaires, en plein hiver, dans les stations froides et alpestres des Grisons; on a accueilli d'abord cette idée avec méfiance, et aujourd'hui on est bien forcé

(1) Ship *Sobraon*, Cap. Elmslie, Agents Devitt et Moore, Fenchurch street 39, London.

(2) Fin septembre.

d'admettre les résultats bienfaisants de cette cure pour certains d'entr'eux En sera-t-il de même pour les voyages en mer ? Devrons-nous compter désormais avec ce nouvel agent climatérique et, à ce point de vue, classer les poitrinaires en trois catégories : 1° ceux qui doivent se rendre dans les stations tempérées et toniques du littoral méditerranéen ; 2° ceux qui doivent aller dans les stations montagneuses des Grisons et du Colorado ; 3° ceux qui doivent choisir l'atmosphère marine et les voyages en mer ?

Ce n'est pas en France que l'on pourrait trouver des encouragements à une semblable pratique. Les hommes les plus compétents, les médecins les plus éminents de la marine ont jeté le blâme sur ce moyen, et le Dr Rochard (1), dans un mémoire resté célèbre, a avancé que les phthisiques s'étaient fort mal trouvés de ces voyages, et que la fréquence des maladies de poitrine chez les marins français devait faire condamner l'usage de l'atmosphère purement marine pour les phthisiques.

Puisque l'on se trouve en présence d'opinions contradictoires, il convient d'éclairer un peu la route et de consulter avant tout les faits et l'expérience de ceux qui ont vu et qui voient tous les jours ce qui se passe sur les bateaux qui se dirigent en automne, vers l'Australie et qui en reviennent au printemps.

Tout ce que l'on sait de cette question se trouve dans un excellent livre du Dr Wilson (2), intitulé l'*Océan, envisagé comme sanatorium*. C'est un livre éminemment anglais, par ses qualités pratiques ; il est dans les mains de tous les valétudinaires qui essaient de la navigation en pleine mer, pour rétablir leur santé.

Nous avons lu aussi avec intérêt une série d'articles, parus dans le *Practitioner* et signés par le Dr C. Faber (3) ; et dernièrement nous avons trouvé des observations nombreuses et une étude physiologique importante sur les principales fonctions du corps humain et sur les variations auxquelles elles sont soumises, pendant les longues traversées de l'Australie, dans un mémoire, paru dans le *British Medical Journal* et dû au Dr Astley Gresswell (4).

A ces documents précieux, mais trop peu nombreux, nous

(1) *De l'Influence de la navigation et des pays chauds sur la marche de la phtisie pulmonaire*. Paris 1856.

(2) *The Ocean as a health ressort* by William S. Wilson.

(3) On the influence of sea-voyages on the human body, and their value in the treatment of consumption, by C Faber *The Practitioner* 1876. Vol. XVI, XVII, XVIII.

(4) Report on some organic phenomena in their relation to changes of Environment observed during a Voyage round the World in a Sailing Ship, by Dr Astley-Gresswell C. *British medical journal* — July 26, 1884.

n'avons à ajouter que nos impressions personnelles, recueillies pendant une visite récente en Australie et à résumer nos causeries avec les malades et les médecins du *Sobraon*.

Notre travail n'est qu'une modeste contribution qui provoquera peut-être des conclusions plus précises de la part d'auteurs plus compétents que nous.

Un poitrinaire qui veut s'améliorer ou se guérir par un voyage en mer, doit être fixé sur trois points. Il doit savoir : *quelle est la route qu'il doit prendre ; quelles sont les conditions qu'il trouvera à bord du bateau ; et enfin quelles sont les chances d'amélioration qu'il pourra y rencontrer.*

ROUTE A PRENDRE

Les anciens ne connaissaient bien que la Méditerranée ; aussi le voyage en Egypte était devenu classique pour les poitrinaires de ce temps-là. Aujourd'hui encore, les privilégiés de la fortune qui peuvent s'embarquer sur un yacht bien aménagé et choisir leurs ports de mouillage, ont avantage à passer quelques semaines en pérégrination, d'une côte à l'autre. Mais la Méditerranée ne saurait convenir pour un séjour prolongé de quelques mois : cette mer a des ressacs trop nombreux, elle offre des ports qui sont trop souvent infectés par un air malsain.

On a pensé aux grands voyages vers les Antilles, le Brésil, la République Argentine. Des lignes nombreuses, bien aménagées, font le service de ces contrées et nous avons tous vu des malades, qui avaient quitté les climats énervants de l'Amérique du Sud, arriver dans nos régions tempérées, restaurés par l'air marin. Il n'en va pas ainsi pour ceux qui refont le trajet inverse, pour ceux qui s'éloignent de l'Europe, dans la direction de l'Amérique du Sud ; ceux-là tombent immédiatement dans les zones tropicales ou torrides et ils y perdent rapidement leurs forces.

Les voyages aux Indes, en Chine, au Japon présentent les mêmes inconvénients ; ils conduisent les malades dans une région chaude, lourde, affaiblissante.

Nous nous expliquons ainsi tous les insuccès de nos savants médecins de la marine qui voulaient guérir leurs malades, en les faisant voyager dans la zone dangereuse des tropiques ; nous comprenons le découragement de Mr Rochard qui les a tous vus expirer et nous convenons qu'un pareil voyage,qui abat les forces des malades, devait aboutir à un désastre, lorsqu'on le complétait par un séjour de quelques mois, à l'île Bourbon, ou dans nos colonies des Antilles.

Les poitrinaires ont sans cesse besoin d'un air pur et vivifiant, fût-il même un peu rigoureux, et ils doivent prolonger leur séjour dans l'atmosphère marine assez longtemps pour que des modifications profondes puissent s'opérer dans des tissus, frappés de déchéance et dans des constitutions détériorées par l'hérédité et la maladie.

Le nouveau plan de voyage, proposé par les Anglais, réalise une partie de ce programme et, sans nier les désavantages nombreux qu'il présente, on doit reconnaître qu'il répond à quelques indications capitales.

La ligne d'Angleterre en Australie, par le cap de Bonne-Espérance, s'accomplit par voilier, en moins de trois mois. Les voyages annuels du *Sobraon* se font en pleine mer et une fois le cap Finistère et l'île de Madère perdus de vue, il est rare que les voyageurs découvrent la terre, avant que l'on aperçoive le cap Otway, à soixante milles de Melbourne. Arrivés en Australie, les malades trouvent une série de stations très saines, douées d'une température moyenne peu élevée, d'une atmosphère relativement sèche et pourvues de ressources de toutes sortes ; toutes conditions propres à relever le moral des voyageurs un peu abattu par une longue navigation : telles sont les stations de Gypsland, dans le gouvernement de Victoria, la station de Hobart Town en Tasmanie, les stations d'Auckland et de Napier en nouvelle Zélande.

La ligne des steamers de la Nouvelle-Zélande accomplit la traversée dans un temps plus court que les voiliers ; le voyage par ces navires ne dépasse guère quarante à quarante-cinq jours. Les bateaux touchent au Cap, où les poitrinaires qui voudraient se raviser, sont encore à temps pour descendre à terre et pour y trouver une foule de stations très favorables aux maladies de poitrine et qui s'échelonnent à des altitudes différentes, depuis Cape-Town jusqu'à Blœmfontein. Le steamer reprend ensuite sa route, touche à Hobart en Tasmanie et il se dirige sur Auckland, ou sur Dunedin en Nouvelle-Zélande.

Après un mois ou six semaines de repos, au milieu de ces contrées nouvelles qui étonnent par leur végétation singulière, par leur faune étrange et par des ressources de civilisation qui font de certaines villes de ce Nouveau Monde les rivales de nos plus belles stations de la Méditerranée, le valétudinaire reprend sa route vers l'Europe.

S'il retourne par voilier, il atteindra l'Angleterre, après un trajet de quatre mois et il entrera dans la Tamise, vers le 15 juin, au moment où le climat de son pays n'offre plus pour lui de dangers.

S'il revient par steamer, il pourra prolonger son séjour de deux mois, en Australie, pour n'atteindre l'Angleterre, qu'au moment du retour de la belle saison.

Il n'y a guère que deux ou trois ans que la puissante compagnie de la Nouvelle-Zélande a organisé convenablement ses voyages mensuels d'Angleterre en Nouvelle-Zélande et qu'elle a armé ces steamers, tels que le *Ruapehu*, qui sont irréprochables, comme confort et comme vitesse. C'est une nouvelle ressource, qui rend le voyage en mer accessible à un plus grand nombre de poitrinaires.

Malgré ces avantages, nous n'hésitons pas à recommander de préférence les voiliers aux malades plus aguerris. La déchéance de la marine à voiles a diminué beaucoup le nombre de ces bateaux, mais il en reste encore, sur la ligne d'Australie, un certain nombre, qui sont grands, bien aménagés et qui sont d'excellents marcheurs. Ils ramassent assez de vent dans leurs voiles, pour faire dans les traversées heureuses le trajet vers l'Australie en soixante jours.

Le *Sobraon* qui est le favori des malades et qui se soumet facilement à toutes leurs exigences, accomplit volontairement sa traversée en trois mois. C'est un bateau de belles proportions long de 100 mètres, large de 13 et haut de 9 mètres ; il a une voilure qui offre une surface de plus de deux tiers d'hectare. Il possède des cabines qui ont près de 3 mètres dans les deux principales dimensions et où l'on peut installer un véritable lit et quelques sièges confortables.

L'espace est un des principaux avantages des voiliers ; il y en a bien d'autres : telle est la marche plus lente du bateau qui prépare le corps à tous les changements de climat qui se suivent sur ce long trajet ; telles sont l'absence du bruit de la machine à vapeur et de l'hélice, l'absence de fumée et de ces odeurs grasses et nauséabondes qui sont si incommodes pour les voyageurs.

Il faut aussi faire la part des désavantages et le plus grand c'est le temps perdu dans des régions dangereuses, dans la zone torride, dans la ceinture des calmes de l'équateur. C'est à ce moment qu'il serait bon que le voilier fût armé d'une machine à vapeur de force moyenne, qui l'aiderait à sortir en quelques jours de cette zone énervante. Tous les médecins qui ont fait le trajet avec des malades, vers l'Australie, réclament cette innovation, et si la vogue des voyages continue, il ne faut pas désespérer de la voir se réaliser.

Ces hôtelleries flottantes sur lesquelles on s'installe à la fin septembre pour n'en sortir qu'à la fin mai, avec un séjour intermédiaire de un ou deux mois en Australie, ne sont évidemment pas à la portée des invalides, peu prévilégiés de la fortune ; mais la vie n'y est guère plus dispendieuse que dans certains hôtels des bords de la Méditerranée ou du lac Léman : et, tous comptes faits, le valétudinaire qui se met ainsi en route, pour huit ou neuf mois, alors même qu'il serait accompagné par un domestique ou par un parent qui a voulu partager son sort et veiller sur lui, ne s'impose pas à beaucoup près des dépenses, comparables à l'installation dans une villa des bords de la Méditerranée, pendant un automne et un hiver.

CONDITIONS MÉTÉOROLOGIQUES ET MATÉRIELLES PENDANT LE VOYAGE

Supposons donc nos voyageurs, embarqués pour l'Australie : ils vont être soumis à toutes les vicissitudes d'une très longue navigation, à travers les latitudes les plus variées et les zones les plus diverses.

Ils grelottaient en quittant les bords de la Manche ; ils commencent à avoir frais, en vue de Madère ; ils ont chaud, à peine entrés dans les tropiques et ils ont plus chaud encore sous l'équateur : une fois la ligne franchie, ils repassent par les mêmes impressions, en sens inverse, jusqu'à ce qu'ils atteignent une zone relativement fraîche, située entre le 40° et le 50° de latitude sud, où le bateau se maintient pendant des semaines, jusqu'en vue de l'Australie.

Sur ce parcours immense qui leur fait franchir tout l'Atlantique et la moitié des mers australes, ils rencontrent tous les vents : les vents réguliers du N.-O. entre l'Europe et les Etats-Unis, les calmes du Cancer, les alizés du N.-E., les calmes de l'équateur, les alizés du S.-E., les calmes du Capricorne, les vents froids et puissants des mers australes ; ils voient tour à tour les brouillards de nos côtes, le ciel bleu et parsemé de cirrus des régions alizées, les nuages noirs et épais de l'équateur qui éclatent souvent en pluies torrentielles, les vagues immenses des mers australes, soulevées par les vents du N.-O.

Il faut une vraie science, une vraie tactique pour parer à tous les coups, portés par ces divers climats, par tous ces éléments si divers, par ces variations constantes. Les Anglais excellent à cette lutte ; ils multiplient les ressources contre ces ennemis de tous les jours, contre le froid et contre le chaud, contre la monotonie de la mer et contre les assauts livrés par les vents. Ils déploient une gamme d'habillements qui leur permet de résister à tous les soubresauts du thermomètre ; ils installent avec autant d'art leur vie en plein air, sur le pont du bateau, qu'ils excellent à rendre leurs cabines confortables et prêtes à les recevoir pendant les jours de bise et de tempête. Ils embarquent une quantité énorme de viandes fraîches, d'œufs, de légumes, de fruits, de glace, qui assurent un menu toujours varié et peu monotone ; ils prennent à bord par centaines, les volailles, les moutons, les porcs. Ils inventent toutes sortes de divertissements et de sports, adaptés à tous les goûts et surtout aux forces de chaque passager.

Il faut lire le détail de tous ces accessoires indispensables dans le livre du Dr Wilson et on conçoit aisément l'importance de ces préceptes, lorqu'on songe qu'ils s'adressent, non pas à des gens robustes et vigoureux, mais à de pauvres êtres affaiblis que l'ont veut relever et retremper.

Malgré tous ces raffinements, il faut bien convenir qu'un voyage de trois mois est bien long et qu'il est temps que la terre apparaisse, au bout de ce temps-là, car les provisions s'épuisent peu à peu, les farines commencent à s'avarier, les conserves prennent trop souvent la place des viandes et des légumes frais, et l'ennui gagne même les plus enthousiastes.

Le retour en Angleterre, par voilier, a lieu par une route un peu différente, qui garantit des conditions météorologiques un peu moins variables. Le bateau quitte Melbourne, le 16 février, et, au lieu de descendre vers le 45° degré de latitude, il se dirige vers des régions plus chaudes, où ils se maintient entre le 30e et le 35e parallèle, jusqu'en vue de la côte d'Afrique ; il redescend alors jusqu'à Cape-Town. Après une halte de une ou plusieurs semaines dans ce port, il reprend sa route par l'Atlantique et parvient dans la Manche, vers les premiers jours de juin. Le retour est donc plus long que l'aller, il est très heureusement coupé par un petit séjour dans une ville salubre ; il n'expose pas les malades aux vents froids des mers australes, mais il est juste de reconnaître que ces vents un peu sévères sont quelquefois l'élément curatif le plus précieux de ces traversées médicales et qu'ils sont admirablement supportés par les valétudinaires.

Les livres de bord enregistrent fidèlement les principaux éléments météorologiques de la journée: ils indiquent la force du vent, la pression atmosphérique, la température, l'hygrométricité, le degré de pureté du ciel; il est donc facile de suivre toutes les péripéties de ces voyages. Ajoutons que les Anglais aiment à tenir leur petit journal et que nous avons pu ainsi recueillir l'histoire précise de quelques malades et nous rendre compte de leur état, d'après le tableau de pesées, soigneusement relevées.

La *pression atmosphérique* est en moyenne de 30 pouces anglais ; elle est inférieure dans les latitudes australes à la moyenne des latitudes correspondantes de l'hémisphère boréal. Elle est inférieure à la moyenne des stations hivernales du littoral méditerranéen où elle atteint 763 mm. Nous ne savons encore quel rôle précis il convient d'attribuer à ce facteur atmosphérique, dans les voyages maritimes; mais en présence des oscillations diurnes de la courbe barométrique, si étendues et si constantes dans les régions équatoriales, nous ne pouvons nous empêcher de croire que ces oscillations doivent avoir une certaine influence sur les principales fonctions du corps et en particulier sur les variations vespérales de la température humaine.

Le *thermomètre* s'élève à mesure que l'on s'éloigne de la côte européenne. On part, vers la fin septembre, avec une température de 15 degrés, qui se maintient jusqu'en vue du cap Finistère; la colonne mercurielle s'élève ensuite, avec une régularité suffisante, pour ne pas trop nuire aux malades ; on gagne tous les jours environ un degré, jusqu'à atteindre un maximum de 28 à 30 degrés, sous l'équateur, et à redescendre de nouveau lentement, pour s'abaisser jusquà 10 et même 5 degrés, dans les latitudes australes.

Les observations plus précises du docteur Gresswell (1), chargé d'une mission scientifique, à bord d'un bateau voilier, en route pour l'Australie, mettent en lumière tous ces faits. Ce médecin a constaté que dans les régions chaudes la courbe diurne de la température humaine commençait à s'élever dès les premières heures de la journée et atteignait un maximum, inconnu dans les régions tempérées. Ces faits sont corroborés par les observations plus anciennes de tous nos médecins de la marine, notamment par Quéguen, Hache, Jousset, Maurel (2).

(1) Loc. Cit.

(2) De l'Influence des climats et de la race sur la température normale de l'homme par le docteur Maurel. — *Bulletin de la Soc. d'Anthrop.. 1884.*

Le docteur Gresswell a remarqué aussi qu'une fois le bateau arrivé dans les latitudes froides, vers le cap Horn, les mêmes sujets présentaient un abaissement de la moyenne thermométrique diurne et une durée moins grande de l'ascension diurne.

Les vents frais, la bise ont le même effet que l'air des latitudes froides, ils abaissent la température, et il n'est pas rare, de trouver chez un voyageur, qui s'est livré à une promenade prolongée sur le pont, par un vent froid de force moyenne, un abaissement de la température axillaire de un degré, qui disparait bien vite, dès que le voyageur rentre dans la cabine.

Ceci nous rappelle une observation déjà ancienne, due à Franklin, qui recommandait, comme substitutif de l'hydrothérapie, la promenade dans la chambre, au saut du lit, avec les fenêtres ouvertes et dans le simple appareil de la nuit.

Il faut retenir de tout çà, que les gens bien portants et les valétudinaires, pendant les voyages en mer, se trouvent bien dans les régions un peu fraîches et souffrent dans les régions tropicales.

L'*humidité* de l'air joue aussi un rôle prédominant dans l'action de l'atmosphère marine. Cette atmosphère est saturée d'humidité, elle représente une moyenne de 76 pour 100 d'hygrométricité, chiffre de beaucoup supérieur à la moyenne, remarquée dans les stations hivernales de la Riviera où elle ne dépasse guère 59,9. Cela n'empêche pas qu'il y ait des vents humides sur mer, aussi bien que sur terre, et qu'il y ait par contre des jours où tout est humide à bord, où les mains et le corps sont rendus poisseux par cette humidité. Ajoutons que les rosées déposent de l'humidité; que les lavages constants, pratiqués sur le plancher du bateau amènent de l'humidité; que les vagues, fouettées par les vents, envoient une pulvérisation constante d'eau salée, qui enveloppe les voyageurs.

L'on se trouve donc dans une atmosphère chargée d'humidité, qui serait funeste sur la côte, qui provoquerait des rhumes, des myalgies, du catarrhe des muqueuses ; mais qui, sur mer, n'exerce aucun effet malfaisant et se borne à vous fortifier: on se trouve placé dans une sorte de salle de vaporisation médicamenteuse qui calme et tonifie.

Une autre condition que nous voudrions mettre en relief, c'est la sécheresse du sous-sol du bateau. L'influence bienfaisante des terrains secs sur les maladies de poitrine n'est plus contestée, c'est un des éléments les plus précis de l'étiologie de la tuberculose; elle a été suffisamment démontrée par Galvin

Milroy, Buchanan, Bowditch qui ont vu la phthisie tomber à un chiffre très bas dans les agglomérations, bâties sur des sols très secs. Quoiqu'il puisse paraître étrange que l'on vienne affirmer la sécheresse du sol d'un bateau qui plonge dans l'eau, nous maintenons que les cabines, séparées de la paroi extérieure, par une série de planchers ou de parois isolantes, imperméables, offrent au plus haut degré les conditions d'un sol bien sec. Cette sécheresse et cette imperméabilité sont un des facteurs importants de l'immunité relative des bateaux contre le choléra et les autres maladies épidémiques, invoquée si souvent par Pettenkofer et même par son adversaire, M. Koch.

D'autres propriétés de l'atmosphère marine, avantageuses aux malades, ont été appréciées dans des études récentes. On soupçonnait de longue date que l'air marin devait être d'une *pureté* remarquable, et, sans attendre la confirmation de l'expérience, tous les auteurs qui ont écrit sur l'influence médicatrice des voyages en mer, rapportaient à cette cause tous les effets thérapeutiques de ces traversées. Les recherches de Mr Moreau (1), capitaine à bord du steamer, *La Gironde*, en route de Bordeaux à Rio-Janeiro, entreprises par un savant qui s'était exercé à ce genre d'analyses, dans le laboratoire de Mr P. Miquel, à Montsouris, ont montré qu'à 100 ou 200 kilomètres de la côte, la proportion des germes n'est plus que de 530, tandisqu'elle atteint 14,000 dans l'observatoire de Montsouris.

Cette absence de germes se retrouve aussi sur les hautes montagnes, ainsi que Pasteur et Martin l'ont établi depuis longtemps et cette découverte a été revendiquée, au profit des stations de montagnes, vantées contre la phthisie. Nous croyons que l'atmosphère marine est seule pure de tout germe, les stations de montagnes perdent peu à peu cette immunité et se laissent envahir par les germes, à mesure que les agglomérations humaines deviennent plus compactes. C'est ce qui se réalise déjà dans le Colorado, où la ville de Denver, bâtie à 1,700 mètres d'altitude et qui était d'abord indemne de maladies de poitrine et très recherchée par les poitrinaires du Canada (2) et des Etats-Unis, est envahie peu à peu par la phthisie qui y fait tous les ans des progrès rapides. — L'atmosphère du bateau, au contraire, malgré l'encombrement, grâce aux systèmes de ventilation les plus rudimentaires, se maintiendra dans un grand éclat de pureté, tant que le déplace-

(1) *Semaine Médicale*. — Mars 6, 1884.

(2) Notes personnelles, recueillies pendant une visite aux stations de Colorado-spring, de Manitou et de Denver.

ment régulier du navire amènera des couches d'air sans cesse renouvelées.

RÉSULTATS DES VOYAGES EN MER SUR LES POITRINAIRES

Les principaux éléments de l'atmosphère marine un fois analysés, il nous reste à dire les résultats qu'ils amènent chez les poitrinaires qui se soumettent à leur influence, pendant un long voyage.

Le docteur Théodore Williams, bien connu pour ces travaux sur les maladies de poitrine, a publié une statistique de dix-huit cas, soumis au traitement maritime ; sur ce nombre seize cas ont été améliorés, un est resté stationnaire, et un s'est aggravé. C'est une statistique très brillante qui ne peut s'expliquer que par le triage attentif des malades, fait par un praticien des plus experts.

Le docteur Wilson a eu occasion de traiter trente-huit phtisiques pendant ses voyages ; les malades n'avaient pas été choisis, quelques-uns s'étaient embarqués, sans l'avis des médecins, et néanmoins les résultats ont été des plus satisfaisants, ils ont été supérieurs aux statistiques les plus favorables des stations méditerranéennes (1). Sur trente-huit malades, l'amélioration a été manifeste sur vingt-huit, l'état stationnaire a été constaté sur quatre, l'aggravation sur trois et un d'eux est mort.

Ces chiffres, recueillis par des gens d'une honorabilité et d'une compétence professionnelle incontestables doivent être opposés aux statistiques pessimistes du docteur Rochard ; mais empressons-nous de dire que le traitement n'est pas comparable et que l'on ne saurait confondre les voyages, entrepris par les malades du docteur Rochard, avec les traversées des malades anglais vers l'Australie.

Nous avons constaté nous-même chez un malade du *Sobraon*, parti de Londres avec de la fièvre et avec un ramollissement étendu au tiers du poumon gauche, une augmentation de poids de quinze livres à l'arrivée du malade à Melbourne.

Quelles que soient les espérances que font naître des statistiques aussi heureuses, ne nous laissons pas illusionner ; il reste bien des objections graves contre les voyages en mer qui n'ont pas été levées ; et il faudra du temps pour que l'on puisse parvenir à

(1) Loc. citat.

rendre ces voyages faciles pour le commun des poitrinaires. — Voyons en attendant quels sont les principaux effets de ces voyages sur les phthisiques.

Est-il vrai que les poitrinaires ont à redouter les *hémoptysies* en mer? Oui, s'ils choisissent mal leur route; s'ils veulent traverser la mer Rouge, où la chaleur est suffocante. Nous avons été témoin de pareils accidents chez des malades qui semblaient déjà renaître à la vie, après quelques jours passés en mer dans la traversée de Londres à Suez. Les hémoptysies ne sont par rares non plus sous les tropiques. — Mais, ces réserves faites, il n'est pas de fait mieux établi que la rareté des hémoptysies en mer. Interrogeons là-dessus tous les médecins qui ont l'expérience des voyages australiens et ils sont tous d'accord pour affirmer la rareté des hémoptysies pendant ces traversées et ils sont les premiers à se montrer surpris de ce résultat inattendu.

Un autre fait que l'on n'aurait guère prévu, c'est la préservation relative dont jouissent les poitrinaires à l'égard du *mal de mer*, et l'on peut dire que ce privilège augmente avec l'aggravation de leur maladie. Nous avons vu des phthisiques avancés sentir leur appétit s'aiguiser, lorsque les gens les mieux portants étaient très éprouvés par le roulis. C'est là encore une observation qui n'a échappé à aucun médecin anglais, expert en voyages maritimes, et l'on s'étonne qu'en France l'on ait pu écrire que l'heureuse influence de ces voyages sur les poitrinaires tenait aux nausées et aux vomissements provoqués chez les poitrinaires et que leur soulagement était comparable à celui que donnerait l'émétique, vanté autrefois contre les affections de poitrine.

Une troisième remarque à faire, c'est l'*immunité des marins contre la phthisie pulmonaire*. Là-dessus, nous trouvons en présence les opinions les plus contradictoires et c'est sur ce terrain que se livre le grand combat entre les partisans et les adversaires du voyage en mer. Il est vrai de dire que ces dissentiments n'existent qu'en France. En Angleterre, tous les médecins sont unanimes à affirmer que la phthisie est très rare dans la population des marins, et le docteur Faber a écrit que, pendant plus de douze cents voyages en mer, il n'a jamais vu un seul cas de phthisie primitive éclater à bord des bateaux.

Il y a donc lieu de revenir sur une question que l'on croyait jugée, d'après les conclusions d'un médecin (1), dont la haute

(1) Rochard, loc. cit.

situation scientifique et les éminentes qualités professionnelles ont pesé d'un si grand poids dans la balance.

D'ailleurs cette immunité tant vantée des bateaux, des montagnes, des steppes de la Russie, que l'on invoque à tout propos dans les nombreuses brochures sur la phthisie, a-t-elle la valeur que l'on voudrait lui donner ? Doit-on aveuglément accepter, comme des stations propices aux poitrinaires, toutes celles dont la population indigène est exempte de phthisie et proscrire comme néfastes celles dont les natifs sont atteints de tuberculose, dans une proportion appréciable ? A ce compte les climats les plus rigoureux devraient être recherchés par les poitrinaires et les stations de la Riviera qui ont fait leurs preuves séculaires contre la phthisie devraient être bannies du répertoire climatérique. Qu'importe après tout, qu'il y ait un grand nombre de marins qui deviennent phthisiques ? Sait-on comment ils vivent, comment on les nourrit, où ils couchent ; ignore-t-on qu'on les surmène, que l'on réduit le nombre des hommes dans le but de réduire les frais généraux du bateau ?

La discussion récente qui a eu lieu au Parlement anglais nous en a appris de belles là dessus, et elle n'a pas tourné en faveur des armateurs qui abusent de ces malheureux mercenaires. Nos marins de l'Etat eux-mêmes ne sont guère plus favorisés et ils le seront encore moins, lorsqu'on les aura tous enfermés dans ces machines de guerre, que l'on appelle des *cuirassés*, où l'air se renouvelle fort mal et où la température est suffocante ; il se peut qu'à ce moment les statistiques officielles montrent une proportion encore plus grande de phthisiques. Mais est-ce que les gens qui voyagent pour leur santé se trouvent dans des conditions semblables ? Est-ce qu'ils ne jouissent pas de tous les avantages de la mer : un air pur et tonique, une nourriture saine et abondante ? Est-ce qu'ils sont soumis à toutes les conditions, défavorables de la vie du marin, qui se fatigue outre mesure et qui ne répare pas ses forces épuisées ? — Est-ce que les sanatoriums du littoral méditerranéen n'offrent pas des contrastes pareils : d'une part une population pauvre, entassée dans des rues obscures, humides, qui se nourrit de fruits et de mauvais légumes, qui a les habitudes les plus antihygiéniques, et d'autre part une colonie riche, qui vit dans des maisons confortables, dans des quartiers exposés à la lumière du midi et à un air sain et tonique ? Qu'est-ce que l'on peut conclure de l'une à l'autre de ces populations ?

Quelle que soit l'opinion que l'on puisse avoir sur ces questions d'immunité, il n'en reste pas moins acquis que la phthisie est rare chez les marins anglais : les chiffres du docteur Wilson ne laissent aucun doute là dessus. Il constate que la mortalité, parmi les hommes de la marine marchande est *dix fois* plus faible que dans la population qui vit à terre ; et même, si l'on ne tient compte que de la période de la vie qui s'étend de quinze à quarante-cinq ans, cette mortalité devient treize fois moindre chez les marins que chez les habitants de terre.

Une autre observation intéressante a été faite par les médecins qui pratiquent à bord des bateaux de l'Australie ; ils ont noté l'influence heureuse de l'air marin sur les *manifestations scrofuleuses de la peau et des muqueuses*. Chez un jeune homme, qui en était à son troisième voyage sanitaire en Australie, nous avons pu constater que de grosses pustules d'acné, étendues à tout le visage, disparaissaient peu à peu, à mesure que le voyage se prolongeait. Chez d'autres, ce sont des blépharites, des catarrhes chroniques du nez et du pharynx qui se modifient avantageusement ; et cette transformation favorable est bien propre à la scrofule, puisque des gens plus irritables, de tempérament arthritique, se plaignent que la pulvérisation constante, qui s'échappe des vagues, leur irrite les paupières et les muqueuses. D'autres manifestations plus profondes de la scrofule, telles que des engorgements ganglionnaires et même des trajets fistuleux, consécutifs à des lésions osseuses, se modifient au contact de l'air marin ; aussi peut-on dire que cet effet de l'atmosphère marine sur la scrofule demeure le fait le moins contestable de cette thérapeutique spéciale.

Notons encore à l'actif des voyages en mer, le réveil des fonctions digestives, endormies par le séjour des villes, et le relèvement du système nerveux, excité par le grand air, par la lumière et le spectacle toujours varié de la mer.

Enfin insistons sur deux des principaux signes de la phthisie, les variations de la *température* et du *poids* ; le premier symptôme indiquant point par point la marche de la maladie, son extension ou son arrêt, et le poids donnant la mesure de la nutrition ou de la dénutrition des malades.

Il n'est que trop vrai qu'il y a beaucoup de phthisiques anglais qui s'embarquent avec de la fièvre, sans prendre l'avis d'un médecin, ou qui arrachent ce permis à des médecins trop hardis ou trop complaisants. Parmi ces malades si confiants, il en est qui meurent dès les premiers jours, en vue des côtes d'Angleterre ; d'autres ne dépassent pas les tropiques ; d'autres empoisonnent l'existence des passagers, par le spectacle de leurs souffrances et ils succombent en Australie, après un temps plus ou moins long. Et cependant on est frappé du petit nombre de phthisiques qui meurent à bord des bateaux, et l'on constate des améliorations remarquables, même chez des phthisiques fébricitants. Dans ces circonstances heureuses, la fièvre ne disparaît guère dès les premiers jours de la traversée; elle se prolonge avec des exacerbations jusque au delà des tropiques, et ce n'est que lorsque les malades se sentent ragaillardis par les brises plus fraîches des mers australes, qu'ils commencent à prolonger leur séjour sur le pont et qu'ils s'améliorent de jour en jour.

Néanmoins dans l'incertitude où l'on est, pour savoir ce qu'il adviendra de cette fièvre et dans la crainte bien fondée de la voir augmenter sous les tropiques, il convient d'interdire la mer aux phthisiques fébricitants et puisque l'on a sous la main les stations de la Méditerranée qui sont à une ou deux journées de chemin de fer des principaux centres de l'Europe, il faut y envoyer de préférence ces malades chez lesquels on veut tenter encore cette dernière épreuve.

L'augmentation de *poids* est le signe le plus sensible de l'amélioration des malades; nous pourrions citer des exemples de poitrinaires qui ont augmenté ainsi dans les limites de cinq, dix, quinze et même vingt-deux livres au bout d'une traversée. La courbe de cette augmentation n'est pas continue; elle est traînante, faiblement ascensionnelle pendant le premier mois du voyage et elle s'accentue et se relève vivement dès que le malade est arrivé dans les régions tempérées de l'hémisphère austral. Généralement le poids diminue dès que les malades ont mis pied à terre, surtout s'ils se laissent séduire par l'attrait d'un pays nouveau, s'ils se mettent à courir un peu partout, et s'ils résident dans des villes, comme Sidney, qui par leur atmosphère lourde et suffocante, sont impropres au séjour de valétudinaires.

Nous n'avons parlé jusqu'ici que des modifications favorables dans la santé des phthisiques; mais il est un grand nombre de malades qui ne s'accommodent guère des conditions d'un pareil voyage.

Les uns souffrent de la nourriture et prennent en grippe le menu du bateau qui est très abondant mais pas assez varié pour des valétudinaires: et si ces valétudinaires sont des phthisiques dyspeptiques, ou atteints de diarrhée tuberculeuse, la nourriture du bord devient un inconvénient des plus sérieux.

D'autres ont des lésions ulcéreuses du larynx qui s'accommodent mal des courants d'air du bateau et de l'atmosphère marine ; ceux-là souffrent et font souffrir leurs voisins, qu'ils incommodent par leur toux déchirante.

D'autres malades se laissent gagner par l'ennui ; ce fait est assez commun chez les voyageurs français, qui se trouvent dépaysés, au milieu des passagers anglais et en présence d'habitudes tout à fait nouvelles, pour eux. Rien ne les soutient dans cette longue traversée par même l'émotion que donne l'approche de l'Australie aux Anglais ; pas même l'espoir de trouver des amis qui les attendent au port d'arrivée. De tels malades sont vite envahis par le *spleen* et ils ne tardent pas à dépérir.

Au total les phthisiques qui veulent essayer des voyages en mer sont sûrs de rencontrer, pendant toute la durée de cette cure spéciale, une atmosphère pure de germes et de la lumière en abondance : ce sont bien là les deux agents, réputés les plus efficaces pour combattre la phthsie. Ils jouiront encore d'autres conditions avantageuses, telles que l'influence tonique et presque spéciale de la brise marine ; ils auront sous les yeux le spectacle sans cesse renouvelé de la mer ; mais ils devront aussi lutter contre des conditions défavorables, telles que la chaleur des tropiques, la longueur de la route, les fatigues causées par le mauvais temps, le manque de confort, la satiété de se trouver toujours avec les mêmes compagnons et en présence de la même table.

Il faut donc convenir que, si la plupart des objections théoriques que l'on soulevait contre les voyages en mer pour les phthisiques ne tiennent pas debout, on ne saurait néanmoins se montrer trop réservé dans la prescription d'un pareil moyen. S'il y a des médecins assez hardis pour recommander ce voyage à des malades, à peine sortis d'une épisode aigue, ou à des poitrinaires qui seraient sans fièvre, mais dont les poumons présenteraient des lésions étendues ; ces médecins doivent mettre leurs malades en garde contre les principaux dangers de la route et ne pas les laisser partir sans qu'ils soient accompagnés d'une personne dévouée, qui veille sur eux.

La véritable indication des voyages en mer, leur véritable triomphe, c'est leur emploi à titre de traitement prophylactique chez les enfants, chez les sujets scrofuleux, chez ceux qui sont menacés de phthisie, par leurs prédispositions héréditaires.

On pourra encore insister sur les voyages en mer, auprès des poitrinaires qui n'ont pas eu de poussées depuis longtemps et chez lesquels l'état local est tranquille, mais qui restent faibles et anémiques : ces valétudinaires verront leurs forces revenir bien vite, au contact de l'air pur et réconfortant de l'Océan.

Il est curieux de noter que ces indications sont précisément celles que l'on a formulées pour la cure des poitrinaires dans les stations de montagne ; nous pensons, en effet, que ces deux moyens, loin de se contredire, peuvent être associés et qu'il serait très rationnel de faire alterner l'hibernation dans les Grisons avec un voyage en Australie.

CONCLUSIONS

1° Le voyage en mer, recommandé aux poitrinaires, doit se faire d'Europe en Australie, par le cap de Bonne-Espérance ;

2° Il peut se faire par bateau à vapeur, en touchaut au Cap, ou par voilier, ce qui est préférable;

3° Les poitrinaires, pendant ce voyage, sont généralement exempts d'hémoptysie et de mal de mer ;

4° Ces voyages sont contraires aux malades fébricitants, à ceux qui sont porteurs de lésions étendues et aux poitrinaires qui sont sujets à des ulcérations intestinales ou à des ulcérations laryngées ;

5° Les deux résultats les plus précis de cette cure semblent être l'action prophylactique chez les gens prédisposés et l'action reconstituante chez les phthisiques guéris localement, mais qui sont restés faibles et anémiques ;

6° Les voyages en mer peuvent alterner avec l'hibernation dans les montagnes chez cette catégorie de valétudinaires.

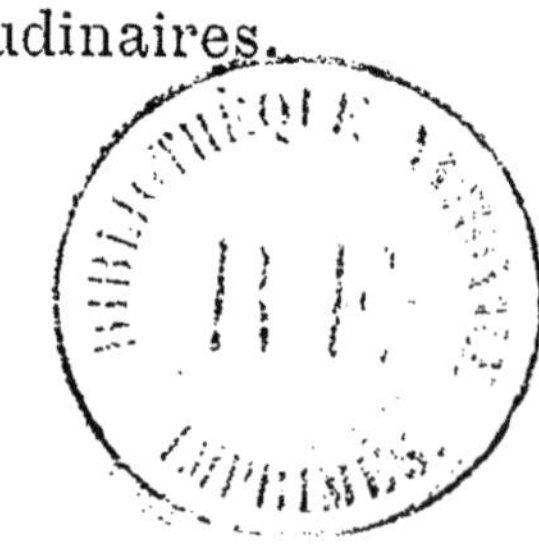

NICE — IMPRIMERIE V.-EUG. GAUTHIER ET Cie, AVENUE DE LA GARE, 21

www.ingramcontent.com/pod-product-compliance
Ingram Content Group UK Ltd.
Pitfield, Milton Keynes, MK11 3LW, UK
UKHW021031200726
13857UKWH00004B/1701